RAPPORT

SUR LA

VACCINATION GENERALE

DE L'ARRONDISSEMENT

D'ORANGE.

RAPPORT

SUR

LA VACCINATION GÉNÉRALE

DE L'ARRONDISSEMENT D'ORANGE

FAITE A LA FIN DE 1809 ET AU COMMENCEMENT DE 1810, PAR LES ORDRES ET SOUS LES AUSPICES DE M. LE BARON DE STASSART, AUDITEUR AU CONSEIL D'ÉTAT, SOUS-PRÉFET D'ORANGE, ACTUELLEMENT PRÉFET DE VAUCLUSE.

PAR J. GUÉRIN.

Docteur en médecine de la faculté de Montpellier, membre de l'Université impériale, Médecin de l'hôpital civil et militaire d'Avignon, professeur de médecine pratique et de physique, Secrétaire de la société de médecine, Membre de plusieurs académies et sociétés savantes nationales et étrangères.

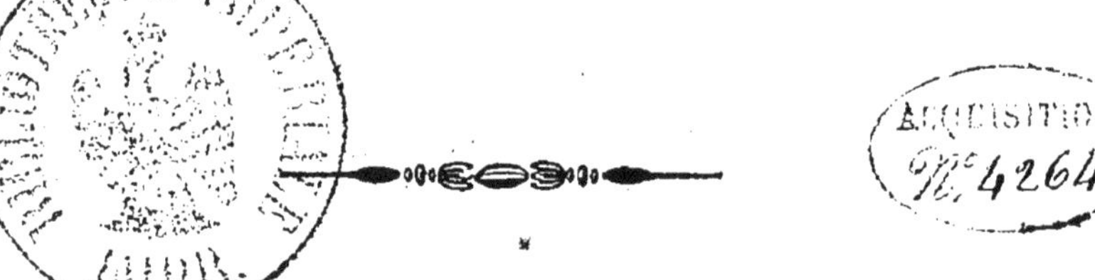

A AVIGNON,

CHEZ BONNET FILS, IMPRIMEUR-LIBRAIRE.

1810.

DISCOURS
PRÉLIMINAIRE.

JE désirais voir depuis long-temps une contrée entière exempte des ravages de la petite vérole ; plus de 200 victimes de ce cruel fleau frappées depuis quelques mois dans une seule ville, tournèrent toutes mes vues du côtè de la propagation de la vaccine. Pourquoi, me disais-je, une méthode salutaire a-t-elle un aussi petit nombre de partisans ? j'en trouvais les raisons dans quelques préjugés populaires et dans quelques autres motifs que je dois passer sous silence. Je pris alors le parti de vacciner gratuitement tous ceux qui se présenteraient chez moi : je fis plus, je sollicitais, et dans quelques circonstances j'éclairais mes concitoyens sur leurs intérêts les plus chers.

J'avais déjà inoculé (*) dans un très-court intervalle 167 personnes à Avignon ; et M. DELATTRE, préfet de Vaucluse, était sur le point de

(*) Je me sers dans ce mémoire indistinctement du mot *inoculation* pour celui de *vaccination*, et du mot *inoculer*, pour celui de *vacciner*.

réunir les enfans dans son hôtel pour les faire préserver de la petite vérole, lorsque j'appris que M. de STASSART, sous-préfet d'Orange avait le projet de faire vacciner un arrondissement entier d'environ 60 lieues de surface, composé de 50 communes, et peuplé de 55000 ames; je lui offris mes services. J'étais d'ailleurs très-curieux, et je croyais extrêmement utile, pour l'histoire de la vaccine, d'observer moi-même sa marche et ses anomalies sur plusieurs milliers de vaccinés. Mon désir est actuellement satisfait, et je puis assurer que sur un très-grand nombre de sujets de tout âge, de tout sexe, de toute sorte de tempéramens, et atteints quelquefois de différentes maladies, je n'ai eu qu'à me louer de la plus belle découverte qui enrichisse les fastes de la médecine; j'ai eu encore la satisfaction et le bonheur de ne voir aucun accident qui pût être attribué à l'opération de Jenner. Tel est du moins le beau résultat qu'ajoute à tant d'autres, le tableau de six milles personnes de tout sexe et de tout âge, vaccinées dans la sous-préfecture d'Orange, graces aux soins de M. le Sous-préfet, qui a réuni les moyens de persuasion les plus efficaces puisqu'il ne reste à vacciner que des nouveaux nés et quelques enfans qui étaient malades à l'époque de l'opération générale : ces moyens pouvant être utiles nous les ferons bientôt connaître.

Flatter l'amour propre des uns, réveiller le zèle des autres, distribuer quelques secours, sont les principaux moyens qui ont été employés par M. de Stassart, et qui nous ont parfaitement réussi. J'ai cru, de mon côté, qu'il était essentiel de ne recevoir absolument aucun honoraire. Si l'opération n'eut pas été entièrement gratuite, je suis persuadé qu'il nous eût été impossible de la généraliser.

Les éloges de Monseigneur le Ministre de l'Intérieur sont une récompense bien flatteuse de notre travail ; je me fais un devoir et un honneur d'en témoigner publiquement toute ma gratitude à Son Excellence.

L'objet de ce mémoire est de faire connaître les moyens que nous avons employés, la marche que nous avons suivie, les difficultés que nous avons vaincues, les résultats généraux que nous avons obtenus, les observations particulières que nous avons faites, en un mot de répondre aux désirs de Son Excellence qui a jugé notre opération assez importante pour nous faire l'honneur de nous en demander les détails.

Nous diviserons ce rapport en deux parties, dans la première, nous décrirons les moyens qui ont été employés pour rendre notre opération générale, nous parlerons dans la seconde de nos observations médicales relatives à la vaccine.

RAPPORT

SUR

LA VACCINATION GÉNERALE

DE L'ARRONDISSEMENT D'ORANGE.

PREMIÈRE PARTIE.

CHAPITRE PREMIER.

Moyens employés dans la sous-préfecture d'Orange pour généraliser l'opération de la Vaccine.

Il est difficile de faire adopter une vérité nouvelle, surtout lorsqu'elle parait inexplicable et qu'elle heurte des préjugés populaires. Il fallait tout l'ascendant de M. le Sous-Préfet d'Orange pour réaliser son projet de vaccination générale ; quoiqu'il eut pu venir à bout de son dessein par la persuasion seule et la confiance qu'il inspirait, il a voulu auparavant éclairer les moins instruits, et employer tous les moyens de conviction. Ayant déjà fait part à M. Husson, secrétaire du Comité central de vaccine, des premiers résultats que nous avons obtenus, et de la méthode que nous avons suivie : la lettre que je lui adressai terminera ce chapitre.

Monsieur,

La découverte de Jenner était trop peu répandue dans un pays où la variole frappe depuis deux ans un grand nombre de victimes, des mesures prises en différentes circonstances par M. Delattre, Préfet de Vaucluse, par le Comité de vaccine du département, et les administrateurs de différens hospices pour propager l'inoculation moderne, ne produisirent pas tout le bien qu'on avait lieu d'en attendre. Malgré des invitations réitérées et des soins assidus, un très-petit nombre d'enfans fut préservé d'un fléau qui vient d'enlever, en moins d'une année, plus de deux cents personnes dans la seule ville d'Avignon. Je désirais qu'on prit des mesures plus efficaces encore, lorsque j'appris que M. de Stassart, sous-Préfet d'Orange avait conçu le beau projet de détruire la variole dans un arrondissement de plus de 50000 ames ; ce magistrat voulut bien agréer mes services pour une opération aussi importante.

Dès ce moment, des tableaux nominatifs de

tous

les enfans qui n'avaient point été vaccinés et qui n'avaient pas eu la petite vérole, furent dressés dans chaque commune (*), et nous vîmes qu'un septième de la population devait être inoculé et plus exactement que sur 56293 personnes, il fallait en vacciner 7719. Nous calculâmes que dans huit voyages de 9 ou 10 jours chacun, nous pourrions vacciner tout l'arrondissement. Ces voyages furent annoncés, des instructions populaires furent répendues (1), monseigneur, l'Evêque d'Avignon, MM. le Doyen d'Orange (2), les Curés, les Maires, les Médecins et les citoyens les plus éclairés disposèrent, d'après les invitations de M. le Sous-Préfet, le peuple à subir l'opération, et peu de temps après je partis avec des enfans vaccinés à deux jours d'intervalle l'un de l'autre pour inoculer d'abord dans un premier voyage préparatoire et dans douze communes, un nombre d'enfans proportionné

(*) Voyez, pour les notes, les dernières pages de ce mémoire.

Qu'on ne croie pas que le nombre des vaccinés ne soit point exact, nous avons gardé un registre nominatif des enfans vaccinés dans chaque commune avec des notes relatives à leur tempérament.

à la population de chacune d'elles ; huit jours après, M. de Stassart voulut bien fixer pour sa tournée l'époque précise où dans un second voyage je devais vacciner dans les mêmes communes tous ceux qui ne l'avaient point été, ou qui n'avaient pas eu la petite vérole (3).

La présence de ce Magistrat a converti les plus incrédules, et partout, jusqu'ici, le nombre des vaccinés égale celui des enfans portés sur les listes ; quelquefois même il est plus grand à cause des nouveaux nés. Déjà 3231 sujets de tout âge et de tout sexe ont été soumis à l'opération, et quoique la vaccine eut encore quelques antagonistes dans un grand nombre de communes, le nom de M. de Stassart, ou plutôt celui d'un génie bienfaisant a applani toutes les difficultés et éclairci tous les doutes. Il faudrait être témoin oculaire pour juger de l'empressement, je dirai même de l'enthousiasme avec lequel on se présentait à l'opérateur.

J'ai déjà fait beaucoup d'observations relatives à la marche de la vaccine, à ses complications, à ses anomalies et à son influence sur divers tempéramens. J'aurai l'honneur de vous adresser, Monsieur, dans quelques mois un rapport circonstancié sur l'histoire de la vaccine dans la sous-préfecture d'Orange. Notre opération sera terminée dans les premiers mois de 1810. Bientôt cet arrondissement sera préservé d'un fleau qui décime l'espèce humaine. Le bel exemple que donne M. le Sous-Préfet d'Orange ne peut manquer d'avoir de nombreux imitateurs; puisse-t-il être suivi; et puissions-nous voir la France préservée d'une maladie aussi générale que dangereuse.

Je suis avec respect, etc.

Orange 25 novembre 1809.

J. GUÉRIN.

Voici la réponse de M. Husson; Je dois remarquer que nous n'avions fait que la moitié de notre opération lorsque ma lettre lui parvint.

MINISTÈRE DE L'INTÉRIEUR.

Monsieur,

» J'ai communiqué au comité dans la séance » du 24 novembre dernier la lettre que vous

» m'avez fait l'honneur de m'écrire le 20 oc-
» tobre précédent, et qui, je ne sais pour-
» quoi, ne m'a été remise que le 22 novem-
» bre. Cette lettre annonçait une réunion de
» mesures qui devait produire le plus grand
» effet ; et comme ces mesures n'avaient à
» cette époque été appliquées qu'à la plus pe-
» tite moitié de l'arrondissement d'Orange,
» j'attendais pour vous répondre que vous
» eussiez terminé toute l'opération, et que
» vous m'eussiez instruit de son résultat.

» Votre lettre que j'ai reçue vendredi der-
» nier 9 mars avec un exemplaire de l'alma-
» nach d'Orange, complette tout ce que le
» comité pouvait attendre de détails sur la
» mission dont vous vous étiez chargé. Le
» nombre des vaccinations que vous avez pra-
» tiquées en moins de trois mois, surpasse
» de beaucoup celui des vaccinations opérées
» dans beaucoup de départemens pendant
» une année, et il est sans exemple pour le
» comité qu'un succès aussi complet ait en-
» core été obtenu en aussi peu de temps. Deux
» ou trois départemens dans tout l'Empire
» peuvent rivaliser avec l'arrondissement d'O-
» range ; par conséquant l'avantage en grande
» partie est en sa faveur.

» Il n'est pas étonnant, Monsieur, qu'a-
» près avoir vacciné presque toute la généra-
» tion qui pouvait craindre la petite vérole,
» vous ne trouviez plus de vaccin, sa source
» a dû nécessairement se tarir par l'emploi
» abondant que vous avez fait de cette ma-
» tière. Je vous en expédie dans deux tubes
» capillaires renfermés dans un tuyau de plume
» plein de sciure de bois. Je ne doute pas
» qu'il ne vous réussisse complètement. Si
» vous voulez en même temps multiplier vos
» chances de succès, vous pouvez emploier
» la matière des croûtes, je sais qu'on s'en
» sert avec beaucoup d'avantage dans le dé-
» partement de l'Arriège, et que la petite
» vérole y est à-peu-près éteinte; il est rare
» que 12 ou 15 inoculations faites avec cette
» matière, bien broyée et liquifiée ne pro-
» duisent pas au moins quatre ou cinq bou-
» tons qui, ensuite, vous fourniront les moyens
» de continuer vos vaccinations.

» Vous ne devez pas douter que votre tra-
» vail ne tienne une place distinguée dans le
» rapport qui se fera au Ministre sur les vac-
» cinations pratiquées pendant l'année 1809.
» Il sera essentiel que nous puissions joindre

» au nombre de vos vaccinations, l'assurance » que la petite vérole n'a plus reparu dans » votre arrondissement; je vous recommande » de ne rien me laisser ignorer sur cet objet » important, le seul qui puisse constater d'une » manière bien positive la propriété antiva- » riolique de la vaccine. Soyez assuré, Mon- » sieur, que le comité fera valoir dans son » rapport, votre zèle, les efforts de M. de » STASSART, et qu'il ne dépendra pas de lui » que tous deux vous ne receviez du gouver- » nement la récompense qu'il décerne aux » zelés propagateurs de la vaccine.

» Recevez, je vous prie, tous mes remer- » cimens pour l'envoi que vous m'avez fait de » l'almanach de votre ville; et soyez per- » suadé de l'intérêt avec lequel je lirai l'ou- » vrage que vous vous proposez de publier » sur la vaccine.

» Agréez, Monsieur, les sentimens d'es- » time et de considération de votre très-hum- » ble serviteur,

HUSSON,

Secrétaire du comité de vaccine de Paris.

Paris, 13 mars 1810.

CHAPITRE II.

VACCINATION D'ORANGE.

Dans le mois de février 1809, je vaccinai pour la première fois un enfant avec du ferment pris sur un sujet trés-bien constitué; je propageai à Avignon jusqu'au mois de juillet suivant, ce vaccin sur 167 enfans; appelé à cette époque pour plusieurs voyages médicaux je cessai de vacciner, et par une circonstance fâcheuse, le vaccin manqua tout-à-fait dans le département de Vaucluse. M. le Sous-Préfet désirant de commencer sa belle opération au milieu d'août, je fus forcé d'inoculer quelques enfans avec du virus qui était renfermé depuis long-temps entre des quarrés de verres. Si, me disais-je, de 15 piqûres faites sur trois enfans, il s'en développe une seule, je pourrai bientôt vacciner tous ceux qui se présenteront. Il ne parut en effet qu'une seule pustule, et par malheur ce fut sur un petit mutin appartenant à un père entêté qui ne voulait pas qu'on prît du virus sur son enfant. Ce ne fut qu'après beaucoup de prières que nous en inoculâmes quatre autres avec le fluide pris de bras à bras. Enfin, le 4 septembre 113 individus furent vaccinés, le 11 plus de 200 subirent l'opération ; depuis cette époque il y a eu toutes les semaines une nombreuse séance de vaccine à Orange, de sorte qu'avant la fin d'octobre, sur 940 sujets à inoculer dans cette ville, plus de 800 avait été vaccinés.

La plupart de nos séances ont été tenues sous les yeux de M. le Sous-Préfet, de M. le Maire, et des médecins et chirurgiens du pays. Sur 113 enfans vaccinés le 4 septembre et revus 8 jours après l'opération, aucun n'a eu la fausse vaccine, sur trois d'entr'eux il n'a paru aucune pustule ; un seul individu qui avait un bouton vaccin bien caractérisé offrait un travail précoce ; le plus grand nombre d'enfans à qui on avait fait 4 piqûres avec la lancette, n'avaient que 2 boutons, d'autres n'en avaient qu'un seul. Tous ceux que j'avais vacciné avec mon éguille percée à jour en avaient trois ou quatre ; ces faits sont consignés dans un registre très-exact déposé dans les bureaux de la préfecture.

J'ai observé en général, que sur 30 vaccinés, il y en avait un qui ne contractait pas la

vaccine

vaccine quelque précaution qu'on prit pour l'inoculer avec soin.

Chez un enfant vacciné qui avait eu la petite vérole, il ne s'est développé aucune pustule. Chez un autre dans le même cas, il ne s'est manifesté qu'une irritation locale qui a duré trois jours.

En parlant de notre opération d'Orange nous ne pouvons passer sous silence le zèle de M. le Doyen curé d'Orange qui, après avoir écrit à tous les curés de l'arrondissement, a fait plusieurs discours dans l'église parroissiale pour disposer le peuple à l'opération.

M. le Maire d'Orange, incertain s'il avait eu la petite vérole, s'est fait vacciner en public. Nous ne pourrions citer trop honorablement M. Amié, son adjoint; ses manières persuasives, et son extrême douceur, ont converti les plus incrédules : il a parcouru toutes les campagnes pour engager les parents à profiter du bienfait de la vaccine. Je ne puis passer sous silence les peines que s'est données M. Rabillon secrétaire de la sous-préfecture, ainsi que le zèle de MM. les médecins et chirurgiens d'Orange, et en particulier de M.

MEINARD. Ces Messieurs ont assisté à toutes nos séances tenues dans cette ville et ont vacciné eux mêmes un grand nombre d'individus.

Le bruit courut que deux enfans d'Antoine Velai, vaccinés depuis quinze jours étaient atteints de la petite vérole ; m'étant rendu auprès d'eux, j'appris de leurs parens qu'ils avaient, avant leur vaccination, des éruptions cutanées anomales. L'un de ces enfans, âgé de 7 mois, avait des boutons miliaires, l'autre âgé de 4 ans, des phlictenes irrégulières applaties de 9 ou 10 lignes de diamètre sur la figure, le dos, les aines et les cuisses. Tels étaient les boutons que le peuple confondait avec ceux de la petite vérole, quoiqu'ils en differassent essentiellement, ou plutôt, qu'il n'y eut aucune ressemblance entre ces maladies. Je désabusai les parens, et bientôt on fut convaincu dans Orange, que la maladie des enfans de Velai n'avait aucun rapport avec la variole.

CHAPITRE III.

VACCINATION DE CAMARET.

Pendaut que nous vaccinions à Orange, nous apprîmes que la petite vérole s'était manifestée à Camaret (village considérable à une lieue de cette dernière ville) ; nous partîmes, M. Ripert, docteur en médecine, et moi, avec trois sujets vaccinés pour inoculer tous ceux qui, dans cette commune, n'avaient eu ni la petite vérole ni la vaccine.

Arrivés dans ce pays, nous éprouvâmes d'abord quelques difficultés de la part des parents, ils étaient persuadés que les enfans vaccinés pouvaient avoir la petite vérole ; ils en citaient plusieurs qu'ils croyaient dans ce cas, il était donc important de les désabuser. Nous nous rendîmes auprès d'un enfant (vacciné par M. Eitier, chirurgien de Jonquière) qu'on nous dit avoir dans le moment la petite vérole : mais d'après les renseignemens que nous prîmes, il nous fut prouvé que cet enfant n'avait eu que la fausse vaccine, puisque 8 jours après il ne restait aucune trace des boutons ; d'un autre côté, M. EITIER était tellement convaincu que cet enfant avait eu la fausse vaccine, qu'il avait engagé ses parents à le faire revacciner; mais, soit par indolence, ou par tout autre motif, ses conseils ne furent point suivis. Il ne faut donc point, d'après des faits semblables, accuser la vaccine d'être un préservatif infidelle. Après nous être convaincus nous mêmes, nous fîmes connaître la vérité à plusieurs personnes qui nous amenèrent bientôt leurs enfans, d'autres suivirent cet exemple ; enfin dans une seule séance, nous vaccinâmes cent onze personnes : 95 furent vaccinées huit jours après par MM. RIPERT et MEINARD ; de sorte que dans ce pays il ne reste à inoculer qu'un petit nombre de nouveaux nés.

Un autre enfant vacciné, mais dont la légimité de la vaccine ne pouvait être contestée, a eu une éruption qu'on a confondu avec la variole, et qui n'a duré que cinq ou six jours : il faut ne point connaître la marche ni la durée de la petite vérole ; pour croire qu'elle peut se terminer dans un si court intervalle. C'est cependant d'après de pareils événemens qu'on ose inculper la vaccine, tandis que les observations exactes nous ramènent à elle.

Chez un enfant vacciné d'un seul bras par M. Eittier, chirurgien de Camaret, dans le mois de juin 1809, il ne se développa d'abord aucun bouton; revacciné en août sur l'autre bras, il parut non-seulement des boutons sur celui-ci, mais il en parut encore au bras opposé dans le lieu des anciennes piqûres. Ce fait m'en rappelle un semblable : j'avais vacciné à Avignon un enfant, aucun bouton ne parut, je le revaccinai un mois après, et il s'éleva des pustules, dont les anciennes piqûres furent le centre, qui parcoururent la période ordinaire en même temps que les piqûres récentes.

M. A***, qui avait un enfant atteint d'une variole confluente, m'ayant consulté pour savoir si je lui conseillerais de vacciner un autre de ses enfans, je lui répondis affirmativement; mais je l'avertis que ce dernier pourrait avoir la petite vérole en même temps que la vaccine; mon conseil fut suivi et je vaccinai un sujet chez qui il se manifesta, le surlendemain, des signes précurseurs de la petite vérole; d'après ce que j'ai appris de M. Ripert, qui revit cet enfant, les boutons vaccins se développèrent peu, leur marche fut très-lente, et ils ne furent entourés que d'une aréole très-circonscrite et non phlegmoneuse. La petite vérole suivit son cours ordinaire, l'enfant eut beaucoup de boutons, mais ils ne fûrent accompagnés d'aucun symptome alarmant.

M. Eytier a vu un autre sujet chez lequel la vaccine et la petite vérole ont paru en même temps sans être accompagnées du moindre danger. Ce chirurgien, qui a vacciné plus de 150 personnes, a vû à Jonquières 35 enfants atteints de la petite vérole dans ce pays, et tous les vaccinés en être exempts, quoique plusieurs aient joué avec les variolés, que souvent même ils aient couché dans le même lit.

Le même observateur a innoculé avec du vaccin pris sur enfant qui avait la petite vérole en même temps que la vaccine, et il a donné par ce moyen une vaccine bien caractérisée.

Huit jours après le second voyage fait à Camaret, par MM. Meinard et Ripert, il n'y avait plus un seul enfant attaqué de petite vérole, et depuis lors, cette commune en a été exempte. Nous avons donc étouffé le germe d'une maladie déjà répandue dans plusieurs communes et qui aurait décimé le nombre de ceux qu'elle aurait atteint. Que peuvent objecter les détracteurs de la vaccine à des résultats aussi frappans et aussi constatés ?

CHAPITRE IV.

Première et seconde tournée.

D'après le moyen dont nous avons parlé dans le chapitre premier, nous vaccinâmes dans une première course qui dura huit jours, et qui fut commencée le 11 septembre.

à Mornas	5	enfans.
à Mondragon	6	
à Lamotte	2	
à Lapalud	6	
à Bollène	10	
à Richeranche	8	
à Grillon	9	
à Vauréas	18	
à Visan	15	
à Tulette	5	
à Sainte-Cécile	5	
à Lagarde	3	
Total :	92	

Huit jours après, dans une seule tournée, faite avec M. le Sous-Préfet, qui dura également huit jours, et qui se fit dans le même ordre; nous vaccinâmes

à Mornas,	133 enfans	sur	133	portés sur la liste
à Mondragon,	127	sur	116	
à Lamotte,	29	sur	29	
à Lapalud,	150	sur	146	
à Bollène,	340	sur	317	
à Richeranche,	69	sur	69	
à Grillon,	105	sur	165	
à Vauréas,	448	sur	44L	
à Visan,	430	sur	440	
à Tulette,	93			Tulette appartient au départ. de la Drôme.
à Sainte-Cécile,	220	sur	221	
à Lagarde,	22	sur	23	
Total:	2156			

Je dois avertir qu'on a vacciné plusieurs enfans depuis que les listes ont été envoyées à la sous-préfecture, et que j'en ai renvoyé quelques uns de malades pour qu'on n'atribua pas à la vaccine les indispositions qui lui sont étrangères. Il n'y en a donc qu'un très-petit nombre qui n'ait pas été soumis à l'opération.

Le

Le jour et l'heure de M. le Sous-Préfet avaient déjà été anoncés de sorte que nous étions attendus par un nombreux rassemblement de personnes de tout sexe et de tout âge qui attendaient l'opération salutaire. Je puis dire avec vérité, que sans la présence de M. de Stassart, notre opération n'eut pas été générale. Lorsqu'on lui désignait quelque antagoniste de la vaccine, il se rendait auprès de lui, l'instruisait, et employait des moyens de persuasion qui lui réussissaient toujours; sa bonté et ses manières engageantes ramenaicnt à l'opération ceux qui d'abord ne voulaient pas entendre parler du nouveau préservatif. Je ne veux, disait-il quelquefois, partir de cette commune, qu'après qu'il n'y aura plus un seul enfant à vacciner, et toujours il tenait sa parole.

Je puis donc assurer sans exagération que l'arrondissement d'Orange sera bientôt vacciné en entier, si j'en excepte les nouveaux nés, les malades, et quelques individus, en très-petit nombre, qui ne se sont pas présentés par oubli, ou par négligence. Il serait fastidieux et superflu de donner le nom de tous ceux qui ont été vaccinés, il suffit d'avertir le lecteur que nous en avons tenu une note exacte.

D

J'ai dit plus haut que nous avions inoculé dans notre tournée préparatoire, un nombre d'enfans proportioné à celui des listes dressées dans chaque commune, aussi, huit jours après, avons nous trouvé assez de boutons pour ne jamais manquer de ferment.

Je vais entrer dans quelques détails rélatifs aux pays que nous avons parcourus en suivant l'ordre adopté dans nos voyages.

Les communes de Mornas, Mondragon, Lamotte et Lapalud ne nous ont offert aucune particularité remarquable. M. Monier, chirurgien de Mondragon, a vacciné plus de 200 personnes depuis que la découverte de Jenner lui a été connue, et n'a jamais vu le moindre accident qu'il put attribuer à la vaccine : au contraire, quelques enfans d'une très-faible santé avant cette inoculation, se sont beaucoup mieux portés depuis cette époque.

A Bolène, M. Marse nous a cédé son presbistère pour y tenir nos séances : ce respectable curé est un de ces hommes qui commandent la confiance : dire qu'il est partisan de la vaccine, c'est assurer que les habitans de Bollène devaient en adopter la pratique. Dans cette ville, un homme très-vigoureux ou plutôt un hercule de 40 ans, deux femmes enceintes, et plusieurs personnes d'un âge avancé ont été vaccinés et cette opération a parfaitement réussi. Messieurs les médecins et chirurgiens de cette ville se sont fait un plaisir d'assister à nos séances et de vacciner eux-mêmes plusieurs enfans. M. Rostang, officier de santé, a fait des remarques judicieuses et a bien voulu nous confier un manuscrit rempli d'observations intéressantes, mais qui n'ajouteraient rien aujourd'hui à l'histoire de la vaccine. Il ne s'est rien passé à Grillon qui soit digne d'occuper une place dans ce verbal. A Richeranche, beaucoup d'enfans s'étaient vaccinés eux mêmes avec des épingles avant notre arrivée.

Nous avions à Vauréas 344 enfans à vacciner, malgré le zèle, les soins et les offres désintéressées de M. Bonnet, médecin de cette ville, qu'on ne peut citer qu'avec éloge. Ce vaccinateur a inoculé dans l'arrondissement d'Orange, peut-être même dans le département de Vaucluse, un plus grand nombre d'individus qu'aucun de ses confrères. Il nous a communiqué un journal très-intéressant dans lequel il a consigné avec exactitude l'époque de l'insertion, le nom, l'âge, le tempérament, le nombre des piqûres et les phénomènes qu'il a observés sur 846 vaccinés depuis le 22 mars 1804. Si tous les inoculateurs avaient tenu un règistre aussi exact que celui de M. Bonnet, la monographie de la vaccine ne laisserait rien à désirer; les occupations nombreuses de ce médecin ne l'ont point empêché de noter toutes les circonstances les plus intéressantes, tandis que beaucoup d'autres ne nous ont donné que des renseignemens vagues. Plusieurs enfans du département de la Drôme sont accourus à Vauréas pour profiter de l'inoculation gratuite, aussi avons nous vacciné 448 personnes, tandis qu'il n'y en avoit que 441 de portées sur la liste. Une analyse succinte du mémoire de M. Bonnet ne sera point lue sans intérêt par les hommes de l'art.

Le 18 germinal an XII (8 avril 1804), ce médecin a inoculé avec du ferment variolique 18 enfans qu'il avait précédemment vaccinés et aucun d'eux n'a eu la petite vérole, tandis que trois individus qui n'avaient point été inoculés avec le même ferment, en ont été atteints.

M. Bonnet a vu la vaccine et la petite vérole se développer simultanement et chacune de ces éruptions suivre la marche qui lui est particulière ; dans cette circonstance le virus pris sur les boutons vaccins a communiqué la vaccine et celui pris sur les autres la variole.

Le même observateur a vu les boutons vaccins retardés par les diarrhées, ainsi que de vraies et de fausses vaccines produites par un même ferment ; il a noté que la vaccine se développait plus rapidement dans le printemps que dans les autres saisons ; qu'un enfant dont le père et la mère n'ont jamais eu la petite vérole a été vacciné et inoculé deux fois inutilement ; qu'un sujet auparavant cacochime s'est très-bien trouvé de la vaccination ; que les chaleurs produisent diverses éruptions, surtout chez les enfans à la mamelle, mais que ces éruptions ne sont pas dangereuses.

M. Bonnet croit, et nos propres observations viennent à l'appui de cette idée, que l'on n'est préservé avec certitude de la petite vérole qu'après le desséchement des boutons vaccins, et non pas toujours après la fermation de l'aréole.

Quoique la petite vérole ait régné à Vauréas, aucun des 846 vaccinés n'a été atteint de la contagion.

Le mémoire de M. Bonnet, rédigé avec clarté et précision porte un caractère de vérité et de candeur, ne contient que des faits et ne renferme aucune idée systématique.

Dans aucun pays on n'a montré tant d'empressement, tant d'enthousiasme que dans la commune de Visan, graces aux lumiéres et aux soins éclairés de MM le Curé, le Maire et le secrétaire de cette commune.

Voici ce que m'ècrivait au sujet de notre opération M. Sambouis, curé de Visan, le 10 septembre 1810 :

» Les 440 personnes vaccinées il a six mois par M. Guérin, sont en ce moment pleines de vie et de santé ; deux enfans qu'on avait
» voulu soustraire à cette opération sont morts
» de la petite vérole qui régnait épidemique-
» ment dans le département voisin, et qui
» respectait le nôtre ; nous ne cessons de
« prononcer avec enthousiasme les noms ché-
» ris de Stassart et de G** ».

Quoique le village Tulette, qui si trouvait sur notre route, appartint au département de la Drôme, M. le Maire profita de notre passage pour faire vacciner 93 enfans. A Sainte-Cécile et la Garde Paréols, nous avons inoculé tous ceux qui n'avaient pas eu la petite vérole.

Reflexions sur nos deux premières tournées.

Nos deux premières courses ont été très-fructueuses relativement au succès de la vaccine, puisque sur 2100 enfans portés sur les listes nous en avons inoculé 2063, sans parler de 93 vaccinés à Tulette ; supposant que la petite vérole décime le nombre de ceux qu'elle atteint, nous aurions dejà sauvé plus de 200 personnes et 200 autres seraient préservées des accidents terribles qui accompagnent cette éruption : Le beau résultat pour des amis de l'humanité !

CHAPITRE V.

Troisième et quatrième tournées.

Nos opérations commencèrent dans une saison tempérée ; nous n'avions que la plaine à parcourir, les chemins étaient beaux, une aimable société nous délassait quelquefois le soir des travaux de la journée. Bollène , Vauréas , Visan nous rappellent des soirées charmantes. Dans notre seconde il fallait continuellement voyager par des sentiers difficiles et quelquefois dangereux , grimper des hauteurs , franchir des montagnes , traverser des torrens ; Le passage d'un sol escarpé de plus de cinq cent toises de hauteur, pendant une nuit obscure nous fit courir des dangers réels. Deux courses nous suffisaient ailleurs pour terminer notre opération , ici nous fûmes forcés d'en faire une troisième à cause du développement plus rapide des boutons vaccins. Le-Barroux , Malaucène , Beaumont , Brantes , St-Leger , Savollians et Entrechaux , furent les communes que nous parcourûmes dans ce voyage ; nous avons fait ces troisième et quatrième tournées en observant l'ordre dont nous

avons

avons parlé dans le premier et quatrième chapitres ; nous avons d'abord vacciné dans notre course préparatoire :

au Barroux	. . . .	12 enfans.
à Malaucène	. . . .	11
à Beaumont	. . . .	5
à Saint-Leger	. . . .	2
à Brantes	. . . . . .	5
à Savollians	. . . .	4
à Entrechaud	. . . .	4
Total :		43

Trois jours après en suivant le même ordre nous avons vacciné :

au Barroux,	115	enfans sur	137
à Malaucène,	405	sur	476
à Beaumont,	72	sur	102
à St.-Leger,	14	sur	14
à Brantes,	59	sur	56
à Savollians,	28	sur	28
à Entrechaud,	119	sur	119
Total :	812		

Dans la commune du Barroux, où il y avait 137 enfans à vacciner, tous l'ont été à l'exception de quelques uns qui ont eu naturellement la petite vérole. M. Anrès, Maire de ce village, mérite d'être mis au rang des plus zelés propagateurs de la vaccine; ici j'ai revu presque tous ceux que j'avais opéré et je n'ai pas touvé une fausse vaccine ni un bouton anomale. A l'exception de cinq enfans malades, la vaccination a été générale dans cette commune.

Nous nous attendions à éprouver des difficultés à Malaucène, soit parceque la petite vérole y régnait épidémiquement, soit qu'on ne fut point disposé à cette opération, malgré les conseils et les discours d'un curé respectable, M. Reboul, et les succès obténus par M. Ripert, médecin de cette ville. Le moindre accident mal interprêté et des circonstances qui, bien analysées, seraient des preuves en faveur d'une découverte, tournent souvent à son désavantage et empêchent le peuple de profiter de ses bienfaits, si l'on n'emploie pas tous les moyens possibles de conviction. Malaucène nous a offert un exemple de la supériorité d'une persévérence éclairée contre des préjugés aveugles. Ici nous avons été obligés de faire des instructions particulières que M. le curé a commentées en chaire, et mis à la portée du peuple. Le ton persuasif de ce vénérable pasteur, son éloquence simple mais touchante, l'estime dont il jouit et la confiance qu'il inspire, ont ramené des personnes craintives et prévenues; son presbytère a été le lieu de nos séances. Nous avons trouvé dans M. Ripert, un collaborateur et un confrère dont je ne saurais assez faire l'éloge.

A l'époque de notre arrivée il était déjà mort quatorze enfans de la petite vérole qui s'était déclarée depuis quelques semaines; il en périt encore quatre pendant que nous disposions tout pour notre opération. Quoique le peuple se soit décidé avec plus de lenteur que dans les autres communes, nous sommes cependant parvenus à un résultat satisfaisant, puisque sur 476 portés sur la liste 405 ont été vaccinés par M. Ripert ou par moi. Rien n'est aussi nuisible à la vaccine que ces opérateurs empiriques qui, employant un ferment ancien, ou qui n'a pas les qualités requises, croient avoir préservé de la variole, ou feignent de le croire, parcequ'il aura paru quelques boutons anomales dans le lieu des piqûres. Un enfant vacciné avec aussi peu de soins, qui a eu ensuite la petite vérole à Malaucène, avait inspiré au peuple une aversion pour le procédé moderne. Il fallait toute notre patience, toutes nos exhortations et tous nos soins pour désabuser le peuple qui ne juge que sur des apparences trompeuses.

Dans notre première séance, nous ne vaccinâmes qu'un très-petit nombre d'enfans. Outre les moyens employés par M. de STASSART, je crus que la lettre suivante écrite à M. le curé de Malaucène, dans laquelle je répondais à quelques objections populaires produirait un bon effet.

Malaucène, 28 octobre 1810.

Monsieur,

J'ai l'honneur de vous faire parvenir une notice écrite à la hâte, mais que votre zèle pourra rendre utile ; mon but est de répondre à quelques objections, et d'éclaircir quelques doutes.

1.° d'après le *consensus* de l'Europe savante l'ignorance ou la mauvaise foi seules peuvent élever des objections contre l'efficacité et l'innocuité de la vaccine.

2.° Lorsque la petite vérole se manifeste

dans un pays, on doit le plutôt possible recourir à la vaccine ; supposant même qu'un enfant qu'on inocule portat le germe de la petite vérole, celle-ci en serait plutôt affaiblie qu'augmentée.

3.° On choisit toujours les sujets les plus sains pour prendre sur eux du ferment, nous faisons ce choix avec soin ; mais prit-on le ferment chez un malade, il est prouvé qu'on n'inoculerait que la vaccine. Des essais de ce genre ont été multipliés en Angleterre, en France ; en Allemagne, etc. etc.

4.° La vaccine n'est qu'une maladie très-légère, si toute fois on peut donner le nom de maladie à quelques boutons qui ne sont pas toujours accompagnés de fièvre. Malheureusement bien des personnes peuvent avoir leurs raisons pour lui attribuer des accidens particuliers ; que dis-je elles voudraient souvent faire croire que des enfans morts de toute autre maladie qui leur est bien connue, sont des victimes de Jenner.

5.° On dit, Monsieur, que des enfans vaccinés ont eu ensuite la petite vérole, ce qui est faux ; s'ils ont eu la vraie vaccine, ils peuvent avoir été atteints de la petite vérole volante ; s'ils ont eu la fausse, ils peuvent avoir eu la petite vérole ; mais dans ces deux cas on pourrait accuser l'ignorance ou la négligence des vaccinateurs qui n'ont point connu la véritable vaccine et qui ne se sont point suffisamment expliqués, ou bien leur mauvaise foi si ayant reconnu la fausse ils ont laissé leurs inoculés dans une sécurité parfaite.

6.° Des malveillans ont fait courir le bruit qu'on trouverait les moyens de faire payer le vaccinateur aux inoculés ; mais celui qui est chargé de cette opération la pratique gratuitement et se fait un plaisir, un devoir et un honneur de seconder les vues bienfaisantes de M. de Stassart, et de dispenser une faible portion de ses bienfaits.

Telles sont, M. le curé, les réflexions que je fais à la hâte pour répondre à des objections futiles. Quand on a le bonheur de posséder un pasteur tel que vous, ses invitations doivent être des ordres d'autant mieux suivis, qu'ils ne peuvent être dictés par l'intérêt personnel.

Permettez-moi, Monsieur, de vous témoigner, etc. etc.

J. GUÉRIN.

La lettre suivante adressée au même curé renferme quelques observations relatives à ce qui se passait à Malaucène.

Malaucène, 10 novembre 1809.

Monsieur,

En vous remerciant de ce que vous avez bien voulu plaider la cause de la vaccine dans la chaire de vérité, oserais-je vous prier d'observer dimanche aux habitans de Malaucène, que ce qui se passe sous leurs yeux leur prouve que les enfans vaccinés depuis un très-petit nombre de jours, ont la petite vérole beaucoup plus bénigne et plus discrette que ceux qui ne l'ont pas été ? ils en voyent une foule d'exemples.

Ceux qui ont été vaccinés samedi et dimanche, quoique dejà atteints de la contagion varioleuse, ne courent aucun danger, tandis que d'autres qui ont la variole naturellement et sans être vaccinés, sont en géneral beaucoup plus malades ; il est donc évident que si la vaccine pratiquée trop tard, c'est-à-dire, lorsque le germe de la petite vérole doit incessamment se développer, n'est pas un préservatif assuré, elle adoucit du moins la maladie et l'affaiblit probablement, d'autant plus que le terme de l'éruption est plus éloigné. Aucun enfant vacciné n'est mort jusqu'à-présent, tandis que la petite vérole en a enlevé un assez grand nombre.

Je vous prie d'ajouter, Monsieur, que ce n'est qu'après le douzième jour depuis l'opération, ou, plus généralement et plus sûrement encore, après la dessiccation des boutons vaccins qu'on est préservé de la petite vérole, Veuillez excuser, Monsieur, les peines que je vous donne ; mais vous obligés avec tant de bonté que je ne crains point de m'exposer à un refus.

Je suis avec le plus profond respect, etc.

J. GUÉRIN.

Les moyens que je viens d'exposer disposèrent les esprits en faveur de l'inoculation moderne, et nous ne quittâmes Malaucène qu'après y avoir vacciné 405 personnes ; ce nombre était le même que celui des enfans à vacciner puisque plus de 50 avaient eu déjà la petite vérole naturelle, et qu'il en était mort

15

15, lorsque nous avons commencé nos opérations. Nous pouvons donc nous flatter d'avoir arrêté ici, de même qu'à Camaret, le cours d'une épidémie meurtrière.

M. Ripert a vu un enfant attaqué de la petite vérole le douzième jour de sa vaccination, quoique les boutons vaccins eussent parcouru leurs périodes ordinaires.

Les villages de Beaumont, St.-Leger, Savollians, Entrechaux, ne nous ont offert aucune observation remarquable relativement à la vaccine. Nous devons à M. le curé et à M. le Maire d'Entrechaux, presque tout le succès de notre opération dans cette commune.

CHAPITRE VI.

Nombre total des enfans vaccinés dans nos différentes tournées.

A Orange	938
A Camaret	206
Première et seconde tournée . . .	2156
Troisième et quatrième tournée . .	812

Cinquième tournée . . . . . . ,	768
Nombre approximatif des vaccinés dont nous n'avons pas tenu une note exacte	90
A Avignon	175
	5145

Les individus des pays voisins et quelquefois d'un département étranger qui se rendaient dans plusieurs villes et villages où nous faisions nos opérations, expliquent pourquoi dans quelques communes le nombre des vaccinés est plus grand que celui des sujets à vacciner portés sur les listes. Nous eussions inoculé près de 2000 enfans de plus, si nous n'avions été interrompus par un hiver très-rigoureux. Nos travaux seront recommencés avec la même activité, dès que les occupations de M. le Préfet lui permettront de les reprendre : bientôt le département entier devra à ses soins la destruction totale de la petite vérole.

On lit dans l'almanach d'Orange, imprimé sous les yeux de M. le Préfet de Vaucluse, une notice exacte de notre opération; on y trouve un discours de M. SAMBOUIS, curé de

Visan, un dialogue de M. Morel, professeur de rhétorique à Avignon, et une ode de M. d'Alissac, sur la propagation de la vaccine : cette dernière pièce est terminée par les vers suivans :

Stassart qui du printemps de l'âge,
As la brillante activité,
Qui joins à la bonté du sage
La douce sensibilité,
Reçois le tribut de ma muse :
Un jour l'habitant de Vaucluse,
De tes soins bénira l'effet ;
Du vaccin tu prescris l'usage.....
Ah ! puisque ta voix le propage,
Peut-il ne pas être un bienfait !

Fin de la première partie

SECONDE PARTIE.

OBSERVATIONS MÉDICALES

RELATIVES A LA VACCINE.

CHAPITRE PREMIER.

Procédé opératoire.

J'AI exposé dans la première partie de ce mémoire les moyens qui ont été pris pour assurer le succès de notre opération ; je donnerai dans la seconde quelques observations médicales relatives à la vaccine.

La méthode des piqûres me parait préférable à toutes les autres, et je l'ai employée avec un succès constant : mais si les piqûres ont la même marche lorsqu'elles réussissent, il ma paru que la manière dont elles étaient faites, et la forme de l'instrument employé, contribuaient au développement d'un plus grand nombre de boutons. J'ai observé qu'une très-petite lancette d'une ligne de diamètre avec une rainure à jour d'un quart de ligne de largeur qui se termine très-près de la pointe, était l'instrument avec lequel les piqûres réussissaient le mieux. D'après les essais multipliés que j'ai fait moi-même et que j'ai fait faire, en résultat moyen il se développe un tiers de piqûres de plus qu'en employant la lancette ordinaire; j'en attribue la cause à la plus grande quantité de fluide vaccin retenu dans la petite plaie. Cet instrument a l'avantage de moins effrayer les enfans que tous les autres; je l'enferme dans un étui de crayon, il a l'air d'un joujou, sa pointe seule est luisante, le manche est couvert d'un vernis à la cire d'Espagne.

Plusieurs opérateurs recommandent de ne pas faire saigner la piqûre, et de ne soulever que l'épiderme; le précepte est aisé, mais il est difficile de le mettre en pratique chez les jeunes enfans rouges, sanguins, qui ont la peau très-délicate; il l'est beaucoup moins lorsqu'on vaccine des enfans pâles, pituiteux, qui ont les chairs molles et peu élastiques; je puis assurer cependant, d'après ma propre expérience, que les piqûres suivies d'une petite goutte de sang réussissent bien, tandis que celles où le sang ne parait pas, manquent plus souvent. Je proportionne en quelque sorte leur profondeur à l'épaisseur de l'épiderme et à la blancheur de la peau; j'enfonce un peu plus l'instrument chez les enfans pituiteux que chez les sanguins. Je ne puis pas donner exactement la description d'un procédé que la pratique seule peut faire acquérir : avant de piquer je tends la peau en la retirant sous le bras, et je la serre avec la main. Cette méthode a l'avantage d'engourdir la partie qui doit être piquée, et de la rendre moins sensible; j'enfonce alors mon instrument qui ne doit pénétrer que d'environ une ligne, dans la direction d'une tangente dirigée sur la surface de la peau : je fais d'après cette méthode quatre ou cinq piqûres, lorsque le bouton sur lequel je prends le virus commence à s'argenter, tandis que j'en fais sept ou huit lorsqu'il est beaucoup plus avancé, parce que j'ai trouvé le fluide vaccin d'autant moins actif qu'il est moins éloigné de son apparition primitive. Lorsque j'emploie du vaccin renfermé dans des verres, j'augmente d'autant plus le nombre des piqûres qu'il y est conservé depuis plus longtemps.

Les cadres de verre de même que les tubes dans lesquels on conserve le ferment sont incommodes lorqu'on a beaucoup d'enfans à vacciner, et qu'on ne peut pratiquer l'opération de bras à bras. J'ai souvent employé une méthode qui m'est, je crois, particulière; j'ai imbibé avec du virus frais de petits floccons de coton cardé, je les ai laissé secher à l'air libre, je les ai enfermés ensuite dans des tubes ou entre des quarrés de verre. Lorsque j'ai voulu m'en servir je les ai humectés, et en les comprimant ils m'ont fourni avec abondance un fluide vaccin régénéré que j'ai employé avec succès et avec beaucoup plus de facilité que celui des carreaux ordinaires qu'on est obligé d'humecter plusieurs fois et qui émoussent bientôt l'instrument avec lequel on le délaye et on le ramasse. Le fluide vaccin m'ayant manqué dans quelques circonstances, j'imaginai ce moyen qui m'a réussi pour vacciner en peu de temps un assez grand nombre de personnes. Voici ma manière d'employer le coton imbibé de ferment.

Je le mets dans un petit cilindre de verre, je l'humecte, je le pétris en quelque sorte avec un second tube presque capillaire, je retire le tube et j'approche de son extrémité la pointe de mon instrument qui se charge aussitôt du fluide qui y adhère; par cette méthode j'inocule presque aussi vîte que de bras à bras; Il est bon d'exciter le systême de la peau chez ceux qui l'ont très-dûre ou qui sont gras et moux; j'emploie pour cet effet les frictions, les légers rubéfians, et dans quelques circonstances les fomentations. Je laisse aux hommes de l'art à juger s'il faut donner la préférence aux uns ou aux autres de ces moyens.

CHAPITRE II.

De la vraie et de la fausse vaccine.

Il me semble que ce sujet n'a pas été suffisamment approfondi dans les ouvrages qui ont été publiés sur la vaccine; mon projet n'est point de récapituler ici tout ce qui a été dit, mais plutôt de faire connaître quelques observations nouvelles, ou qui m'ont paru l'être, et qui m'ont été fournies par ma seule pratique

que. N'ayant lu que les principaux traités qui ont été publiés sur cette inoculation, il est possible qu'on ait déjà dit ce que j'ai cru avoir remarqué le premier ; mais dans ce cas ne serait-il pas utile de constater par de nouvelles observations ce que d'autres pourraient avoir vu ou découvert avant nous. J'ai à cœur l'avancement de notre art ; les vaines théories ou les hypothèses ne sont d'aucun prix à mes yeux, et je pense avec l'orateur de Rome que : *opinionum commenta delet dies naturæ judicia confirmat.* Cicer. de nat. Deorum.

La plupart des reproches faits trop légèrement à l'inoculation moderne ont leur source dans différentes éruptions auxquelles on a donné, peut-être mal-à-propos, le nom de fausse vaccine ; je dis mal-à-propos, non à cause de l'inexactitude de la dénomination, mais parce que bien des personnes qui s'attachent plutôt aux mots qu'aux choses sont effarouchées d'une expression qui paraît un peu trop vague ; d'un autre côté les antagonistes de cette découverte et les hommes peu instruits s'en sont servis comme d'une arme puissante, ignorant ou feignant d'ignorer que la véritable vaccine a une marche si constante, si régulière, que c'est seulement dans quelques circonstances très-rares qu'on peut avoir des doutes sur sa légitimité. La pratique de la médecine pourait être exercée presque sans étude par tous les hommes intélligens, si les maladies avaient un principe et une marche invariables; ce que je puis assurer hardiment, c'est (après avoir fait une étude sérieuse de mon état) que je n'en connais aucune qui ait un caractère aussi bien prononcé que la vaccine.

Je ne parlerai pas dans ce chapitre des différentes espèces de fausses vaccines décrites dans plusieurs ouvrages et notamment dans celui de M. Husson, le plus méthodique et le plus exact qui ait paru jusqu'à ce jour sur la vaccine, quoiqu'il soit imprimé depuis huit ans. Outre les deux espèces de fausses vaccines décrites par M. Husson, dont l'une page 209, se manifeste quelquefois chez les personnes qui sont vaccinées après avoir eu la petite vérole, et l'autre survient à la suite d'une irritation physique chez ceux qui n'ont pas eu la petite vérole, j'en ai observé une troisième espèce très-distincte, chez ceux qui ont eu une variole bien caractérisée, espèce qu'il eut été difficile de distinguer de la véritable, et que je pourrais nommer, en me conformant aux dénominations reçues, *vaccine mixte* ; parce que si sous des rapports apparens elle peut se confondre avec la vraie vaccine, ses résultats par l'inoculation ne m'ont point paru les mêmes, voici dans quelles circonstances j'ai observé la vaccine mixte dont je vais donner la description.

Le 12 septembre 1809, mon secrétaire me demanda en plaisantant, si je croyais qu'il eut besoin d'être vacciné quoiqu'il eut des marques très-évidentes d'une petite vérole bien caractérisée ; il me permit de lui répondre en lui faisant une piqûre au-dessus du métacarpe avec mon aiguille imprégnée de vaccin, dont voici le résultat. Les 4 ou 5 premiers jours point de travail apparent, seulement une légère démangeaison ; le 7, disque du bouton presque verruqueux applati d'un blanc un peu terne.

Le 9, disque d'une couleur légèrement cuivreuse, bouton très-applati, aréole bien prononcée, inflammation phlegmoneuse, *texture du bouton* celluleuse, engourdissement léger et roideur dans le bras ; douleur sans axillaire, malaise, horripitalion, dégoût, mouvement fébrile.

Le 10 et le 11, douleur moindre, disque applati, plus coloré, depression bien apparente à son centre.

Le 13, aréole peu enflammée, très-peu douloureuse.

Le 18, bouton ressemblant à celui de la vraie vaccine vers le quinzième jour; du 25 au 30, déssication, mais légère ulcération et par intervalle le pus se ramasse au-dessous de la croûte.

Le neuvième jour de cette vaccination je me fis une piqûre avec mon aiguille imprégnée du même virus, entre le pouce et l'index, la marche des boutons, leur caractère et leur couleur furent absolument les mêmes que ci-dessus; je ne ressentis pas à la vérité des douleurs sous l'aisselle; mais vers le neuvième jour, l'inflammation fut vive, le métacarpe douloureux; je perdis l'apétit, et je ressentis pendant trois ou quatre jours un mal-aise inaccoutumé accompagné de légers frissons.

Cette vaccine mixte, inoculée sur un enfant qui n'avait eu ni la variole ni la vaccine, au bras droit pendant que je vaccinai le gauche avec du ferment ordinaire, ne produisit aucun effet, tandis qu'il se développa du côté gauche trois boutons vaccins bien caractérisés. Y aurait-il une espèce de vaccine mixte qui ne se reproduirait que chez les personnes qui on eu la petite vérole ? Mes essais ne sont point en assez grand nombre pour que je puisse répondre à cette question. Je regrette que mes travaux m'aient empêché de continuer un genre de recherches et d'expériences que je me propose de recommencer lorsque j'en aurai le loisir.

J'ai observé une espèce d'éruption vaccinique dont il ne reste plus de trace quatre jours après la piqûre, chez les personnes qui ont eu la petite vérole ; je regarde celle-ci comme une variété de la première espèce décrite par HUSSON, et consignée dans le rapport des vaccinations pratiquées en France en 1806 et 1807.

J'ai vu quelquefois la seconde espèce de fausse vaccine d'HUSSON, page 44, paraître dans toutes les piqûres, surtout lorsque j'ai employé le virus pris sur un bouton vaccin purulent ; d'autre fois, mais cette circonstance est plus rare , je l'ai vue se manifester à côté du bouton d'une vraie vaccine très-bien caractérisée.

Sur plusieurs milliers d'inoculés je n'ai vu qu'une seule vaccine ayant tous les caractères extérieurs de la véritable , mais dont la marche rapide (puisque les croûtes se détachaient naturellement le 14.e jour) m'eut fait soupçonner sa légitimité si je m'en étais assuré en l'inoculant sur d'autres enfans.

CHAPITRE III.

Variétés dans l'aspect des boutons vaccins, leur durée et leur texture.

J'ai observé des variétés remarquables dans *le facies* des boutons, notamment chez les galeux et les scrophuleux.

Chez les galeux leur dévelopement m'a paru s'opérer avec plus de lenteur, le disque et l'aréole sont moins prononcés, moins étendus, la surface du disque moins égale, la substance plus floconeuse, moins humide, moins celluleuse. J'avais lu dans un ouvrage anglais, que les complications de la vaccine avec la gale offraient quelques inconvéniens; d'après cette observation je vaccinai d'abord les galeux avec une espèce de répugnance; mais je vis ensuite qu'ils n'étaient pas plus indisposés que les autres; que la gale n'était ni augmentée ni diminuée par la vaccination, et qu'elle cédait tout aussi aisément dans la suite aux méthodes curatives ordinaires.

Chez les personnes qui ont des dartres farineuses, ou d'une autre nature, le bouton vaccin présente le même aspect que chez les galeux, à de très-légères nuances près. Je puis assurer n'avoir jamais vu des dartres augmenter à la suite de la vaccination; au contraire, sur sept personnes dartreuses que j'ai vaccinées, j'ai vu une jeune fille de cinq ans couverte depuis sa naissance d'une dartre farineuse presque générale, se trouver parfaitement guérie quelques semaines après sa vaccination, et un enfant mâle de huit ans guéri sans remède de la même maladie un mois après l'inoculation, d'une espèce de gale dartreuse, contractée depuis sept ou huit ans.

Chez les scrophuleux, le bouton est plus large, plus celluleux, plus humide ; plus proéminent, quoique toujours applati. Cette maladie ne m'a paru subir aucune modification apparente à la suite de la vaccine.

Chez les enfans sanguins, le bouton m'a paru en général moins humide que chez les pituiteux ou phlegmatiques.

CHAPITRE IV.

Du virus vaccin, de son activité, de sa quantité, et de sa qualité.

Le vaccin est d'autant plus actif que les boutons sont moins développés ; lorsqu'ils commencent à s'argenter, ce qui arrive ordinairement le six ou septième jour, il est très-rare de produire une fausse vaccine ainsi que les trois jours suivants ; mais il n'en est pas de même lorsque cette liqueur commence à perdre sa limpidité, comme il arrive du dix au douzième jour ; cependant j'ai vacciné avec un succès constant, en employant du vaccin pris le douze et le treizième jour, deux ou trois jours

jours après la disparition du phlegmon et de l'aréole, dans les circonstances dont je parlerai bientôt.

Un seul bouton me suffit ordinairement pour inoculer quinze ou vingt personnes, quelquefois il est plus sec et me fournit moins de vaccin, souvent il en donne davantage, mais dans cette dernière circonstance il m'a paru un peu moins actif. J'ai souvent eu de la peine à vacciner trois personnes avec un bouton, en faisant à chacune quatre piqûres; dans d'autre cas, j'ai inoculé avec nn seul bouton trente, quarante et cinquante enfans. Avec le vaccin de quatre boutons de mademoiselle L***, de Visan, j'en vaccinai cent quatorze, et quarante-sept avec le ferment pris à Grillon sur une seule pustule.

J'ai vu des vaccinateurs détruire le disque d'un bouton, en s'en servant pour quinze ou vingt piqûres; ils déchiraient la pustule en tout sens, raclaient, pour ainsi dire, sa surface pour ramasser une plus grande quantité de ferment et enlevaient bientôt, ou du moins détruisaient en grande partie, la substance celluleuse. Cette pratique est dangereuse pour celui sur lequel on prend le vaccin ; car, il me paraît que le séjour d'une partie de ce fluide dans les cellules est indispensable pour que l'opération soit préservative. Je me suis convaincu que le virus qui suintait de la plaie qui avait succédé à la destruction du disque lorsqu'il avait été effacé par le linge grossier ou quelqu'autre accident, ne produisait que de fausses vaccines quoique l'aréole et le phlegmon fussent très-bien caractérisés, et que les mêmes enfans vaccinés une seconde fois, contractaient alors la véritable.

On voit, d'après cette remarque, qu'il est essentiel de ne pas détruire entièrement les boutons du sujet sur lequel on prend du vaccin, autant pour la sûreté de ce dernier que pour celle du sujet qu'on vaccine. L'expérience m'a appris qu'il y avait un certain art pour soutirer du bouton la plus grande quantité possible de ferment ; il consiste à faire sur son bord quelques legères piqûres, le plus horizontalement possible, si la surface du bouton est parallèle avec l'horizon, ou bien dans la direction du rayon qui serait prolongé du centre du bouton à la circonférence en rasant sa surface ; d'approcher de l'espèce de rosée dont se couvre la partie piquée, la pointe de l'instrument qui s'en charge d'elle-même; lorsque la partie du bouton ne suinte plus, et ne se couvre plus de cette rosée, il faut le piquer sur une autre partie de son limbe, et lorsqu'enfin on le pique vainement il faut le comprimer avec légèreté en appuyant sur sa surface, alors il se couvre encore de vaccin, et comme les cellules sont presque dépourvues d'élasticité, la liqueur n'est point absorbée par leur nouvelle dilatation; elles se remplissent ensuite de nouveau, mais très-lentement, de sorte qu'avec un peu de patience, en réitérant cette manœuvre avec légèreté, et en alternant les piqûres et les compressions successives, on pourrait vacciner près de 100 personnes avec le virus que fournit un seul bouton.

Le vaccin de bonne qualité doit être lymphatique, aqueux, transparent, en médiocre quantité, très-peu consistant; il réunit ordinairement ces qualités physiques jusqu'au neuf ou dixième jour, mais à cette époque il se décompose le plus souvent, prend un aspect puriforme, s'échappe tout-à-coup avec plus d'abondance, parce que les cellules se trouvent détruites en totalité ou en grande partie et qu'il ne reste souvent que l'enveloppe commune qui couvre, pour ainsi dire, un seul réservoir ; le vaccin qui s'échappe alors est dénaturé et produit beaucoup de vaccines fausses, ou bien les piqûres restent sans activité. J'ai vu quelquefois un bouton caractérisé à côté de plusieurs autres qui ne l'étaient point, tous produits par cette espèce de ferment.

Dans bien des circonstances, le vaccin se conserve dans les boutons sans se décomposer, ou du moins sans perdre de son activité ; alors il prend une consistance sirupeuse. Je l'ai employé avec un succès constant trois ou quatre jours après l'éruption de la tumeur phlegmoneuse : j'ai été d'abord étonné du succès que j'en ai obtenu, je ne l'employais que par nécessité et avec une espèce de méfiance ; mais a présent il ne me reste aucun doute sur son activité qu'il doit, peut-être, au défaut d'oxigénation qui détruit celle du vaccin purulent.

La croute délayée a été trouvée active dans quelques circonstances et nulle dans d'autres. Je n'ai fait aucune expérience avec cette matière, mais il est probable que la croûte ne conserve de l'activité que lorsqu'elle est produite, du moins en grande partie, par la dessication de la matière sirupeuse.

J'ai vu quelquefois le disque se détruire de lui même vers le dix ou onzième jour, répandre une humeur aqueuse très-abondante, qui inoculée ne produisait que des irritations locales. J'ai observé que si les pustules se crêvent d'elles-mêmes vers le neuvième jour, le vaccin qui s'en échappe, quoique très-limpide, ne produit souvent que de fausses vaccines.

J'ai vacciné plusieurs fois avec la sérosité qui découlait d'un bouton emporté par le linge grossier, ou par une autre cause méchanique, et je n'ai produit que de fausses vaccines.

CHAPITRE V.

Retard de l'éruption, avantages d'une éruption retardée.

Si l'on peut avoir des doutes sur la vertu préservative d'une éruption vaccinique qui commence avant le quatrième ou cinquième jour, il n'en est pas de même des vaccines retardées ; peut-être n'en a-t-on jamais observé de fausses (ou du moins je n'en ai jamais observé moi-même) qui paraissent après le six ou septième jour. Si une éruption trop précoce est suspecte, une éruption tardive ne l'est jamais ; cette règle est peut-être infaillible.

J'ai vu chez un enfant les boutons paraître vingt-six jours après l'insertion au moment où j'allais le revacciner. Dans les circonstances de retard, j'ai remarqué ensuite un développement plus rapide, comme si la nature voulait se dédomager de l'espèce de contrainte qu'elle a souffert. J'ai noté plusieurs observations de ce genre.

M. Eytier, chirurgien, a observé un phénomène qui mérite d'être rapporté quoiqu'il ne soit pas nouveau : un enfant vacciné en juin, sembla l'être vainement ; vacciné deux mois après sur l'autre bras, il parut des boutons vaccins dans le lieu des nouvelles piqûres et dans celui des anciennes.

Ce virus peut donc rester deux mois inerte

dans le corps humain pour se développer ensuite tout-à-coup.

Peut-être par cette même raison portons-nous long-temps le germe de plusieurs maladies qui paraissent ensuite spontanément et qu'on croit accidentelles, peut-être..... Mais laissons les conjectures qui nous éloignent trop de notre objet principal.

CHAPITRE VI.

Différentes éruptions qui accompagnent quelquefois la vaccine.

Je passe sous-silence les observations qui ont été faites par d'autres médecins, n'ayant l'intention de consigner dans ce mémoire que les faits qui se sont passés sous mes yeux.

L'éruption que j'ai vue accompagner le plus souvent la vaccine pendant les chaleurs, mais que je n'ai point observée en hiver, a été une éruption *miliaire*, souvent partielle ou circonscrite dans l'aréole, à boutons blancs de la grosseur d'une tête d'épingle, qui parait la veille du jour où l'inflammation est à son maximum et se dissipe deux ou trois jours après.

Une seconde espèce d'éruption consiste dans des pustules assez semblables à celles de la petite vérole volante, et paraissant vers le huit ou neuvième jour de la vaccination, ayant d'abord un aspect miliaire, grossissant ensuite et ne se dissipant que six ou sept jours après leur apparition, elles ressemblent au *waterpokken* des allemands. J'ai vu confondre cette éruption avec la petite vérole ordinaire ; elle forme deux variétés distinctes, l'une à petites vessicules de demi-ligne de diamètre, éloignées entre elles d'environ un pouce ; l'autre à pustules beaucoup plus grandes, plus rapprochées, et quelquefois presque confluentes, mais dont il ne résulte aucune cicatrice.

J'ai vu une troisième espèce d'éruption que je nomme *scarlatineuse* ; elle consiste dans une scarlatine peu intense, accompagnée quelquefois d'une angine légère qui ne dure que deux ou trois jours, elle est exempte de danger, et il ne faut point la confondre avec la vraie scarlatine qui est une maladie plus longue et moins bénigne.

Une

Une quatrième espèce d'éruption vaccinale consiste dans de petits *cloux* ou *furoncles*, qui paraissent après la période d'inflammation, durant plusieurs jours et souvent plusieurs semaines, on dirait qu'ils sont le résultat d'une espèce de *lysis* dépuratoire.

Lorsque l'éruption qui accompagne la vaccine est considérable, et le mal-aise plus grand que de coutume, je prescrits quelques remèdes généraux analogues au tempérament. Il m'arrive quelquefois de faire appliquer un vésicatoire derrière chaque oreille aux enfans qui ont beaucoup d'humeurs, d'en entretenir l'écoulement une quinzaine de jours et de donner ensuite un ou deux purgatifs Cette méthode est celle que je généralise le plus.

CHAPITRE VII.

Les vaccinations des personnes d'un âge au-dessus de quinze ou vingt ans offrent des irrégularités plus nombreuses que celles des enfans.

J'ai observé quelquefois de superbes boutons vaccins chez des personnes d'un âge avancé (mais en général moins beaux que chez les enfans) soit qu'elles aient eu la petite vérole, qu'elles n'aient plus de disposition à la contracter et que le germe en soit étouffé, soit que la dûreté de la peau s'oppose au développement des pustules, ou que les humeurs soient moins disposées à l'assimilation qui leur est nécessaire. Non seulement les boutons des personnes avancées en âge sont moins étendus que ceux des enfans, mais ils offrent souvent un caractère équivoque dans leur forme, et même dans leur développement. Je n'ai pu m'assurer que deux personnes d'un âge avancé avaient la vraie vaccine qu'en innoculant avec leurs pustules des personnes plus jeunes chez lesquelles il se développa une vaccine bien caractérisée.

Quand aux symptômes généraux, ils sont à-peu-près les mêmes que chez les enfans : légère douleur sous l'aisselle, pâleur, dégoût, nausées, horripilation, fièvre le plus souvent éphémère se manifestent ordinairement dans tous les âges, du huit au dixième jour.

Les fausses vaccines sont d'autant plus nombreuses que l'âge est plus avancé. Il m'a été plusieurs fois impossible d'obtenir la véritable vaccine, malgré des inoculations réitérées; il est probable que les personnes qui ont donné lieu à cette remarque avaient eu la petite vérole sans le savoir, ou la fièvre varioleuse sans éruption, maladie dont SYDENHAM a parlé, que j'ai observée moi-même, et dont la vaccine m'a convaincu de l'existance.

CHAPITRE VIII.

Circonstances dans lesquelles la vaccination a été utile.

La plupart des vaccinateurs n'ont pas observé quels étaient les changemens avantageux ou nuisibles que la vaccine pouvait opérer sur l'économie animale : son influence sur les tempéramens pituiteux, et sur quelques maladies chroniques, et cependant assez remarquable.

On peut varier avec succès le nombre des piqûres et choisir le lieu de leur insertion. J'ai vu un rhumatisme fixe très-ancien guéri chez un jeune-homme à qui je fis douze piqûres sur le bras ; je dois observer que les vésicatoires et les rubéfians avaient été inutiles : j'ai vu beaucoup d'enfans d'un tempérament mou et flegmatique , d'une constitution vermineuse, s'être très-bien trouvés de la vaccination ; aussi ai-je soin de multiplier dans ces cas le nombre des piqûres. J'ai vu quatre enfans presque cachectiques et voisins d'un état de marasme à l'époque où je les inoculai, prendre de l'embonpoint depuis lors , et jouir ensuite d'une très-bonne santé. J'ai observé des éruptions cutanées très-anciennes rebelles aux différens procédés médicaux, diminuer depuis le dixième jour de la vaccination et cesser enfin tout-à-fait.

La vaccine étant utile dans quelques circonstances, il semblait raisonnable de croire qu'elle devait être nuisible dans d'autres ; cependant je puis assurer , et mon assertion n'est que le résultat de l'expérience la plus scrupuleuse, que je n'ai rencontré aucune circonstance dans laquelle j'ai pu me repentir d'avoir conseillé la vaccine. Cette *innocuité* me paraît presque aussi étonnante que sa vertu prophytatique ; que dis-je , elle est d'autant plus extraordinaire que la vaccination est favorable dans plusieurs cas.

Par un triple avantage, la vaccine me paraît être à la fois, un préservatif du plus cruel fléau, un remède souvent utile, et une éruption qui n'est peut-être jamais dangereuse. O Jenner! quel est le bienfaiteur des hommes qu'on puisse te comparer.

CHAPITRE IX.

Influence des saisons sur le développement des pustules.

J'avais cru d'abord, et quelques observations semblaient me prouver que la marche de la vaccine était d'autant plus retardée que la saison était plus froide, mais une expérience plus étendue m'a prouvé que j'avais eu tort d'établir une règle générale d'après des faits trop peu nombreux.

L'hiver sa marche est beaucoup plus régulière qu'en été, et à l'exception des premières semaines du printemps, je donnerais la préférence à la saison froide, à moins qu'elle ne fut trop rigoureuse. Les temps froids qui favorisent la diathèse inflammatoire, m'ont paru favoriser également le développement des boutons vaccins ; aussi toutes nos vaccinations du mois de novembre, qui a été froid, ont eu une marche plus rapide que celles de septembre ; il en est de même des vaccinations que j'ai pratiquées dans les pays plus froids et plus élevés.

L'hiver est d'ailleurs avantageux parce qu'on voit rarement dans cette saison différentes éruptions cutanées accompagner ou terminer la vaccine, tandis qu'elles sont assez communes sur la fin du printemps, en été et au commencement de l'automne.

Je me suis convaincu, d'après des tableaux sur lesquels j'ai noté jour par jour les phénomènes que m'offraient mes vaccinés d'Avignon, qu'aucune saison n'était aussi défavorable que l'été. C'est toujours pendant les chaleurs que j'ai observé des pustules miliaires, partielles, ou générales, des taches scarlatineuses, des boutons ressemblant à ceux de la petite vérole volante, lymphatique ou *water-*

pokken, plus de lenteur dans leur développement, et plus de variété dans leur *facies.*

On peut et l'on doit vacciner dans toutes les saisons lorsqu'on redoute une épidémie varioleuse; mais quand on est libre de choisir l'époque où l'on doit vacciner, je crois, d'après ma propre expérience, qu'il faut préférer le commencement du printemps et de l'hyver aux autres saisons.

CHAPITRE X.

De la vaccine, considérée comme préservatif de la petite vérole.

Quoique la vertu de la vaccine soit incontestable, il est des personnes qui, par ignorance, ou pour soutenir une assertion dont ils ne veulent pas revenir, s'opposent à ce prophylactique. Cependant tous les médecins instruits ont à ce sujet une opinion si bien prononcée qu'elle sera bientôt universelle. Nous voyons les gens de l'art qui ont attendu le résultat d'une très-longue expérience, conseiller l'inoculation moderne (*).

Nous ne devons pas blâmer les personnes qui ont été long-temps indécises, surtout celles qui n'appartenaient pas à l'art de guérir; mais aujourd'hui une pareille indécision commencerait à devenir coupable. On lit dans les différens rapports du comité central de Paris, qui peuvent être considérés comme des analyses de tout ce qu'ont observé les médecins du premier mérite, que toutes les recherches, toutes les épreuves, tous les résultats,

(*) Un curé, est-il dit dans ce dernier rapport du comité, page 31, fit cet aveu à ses paroissiens, qui adoptèrent tous le préservatif qui leur était offert. St-Paul, dit-il, fut le persécuteur des chrétiens tant qu'il ne connut pas la bonté de leur religion, il en devint ensuite le plus zélé apôtre. J'ai été l'ennemi de la vaccine parce que je ne pouvais croire à sa vertu surnaturelle; aujourd'hui que sa propriété est connue, que nous ne voyons plus cette horrible maladie, plus dégoûtante que la peste, que la population de notre département est considérablement augmentée, je la regarde comme un don de Dieu, et je crois tous les pères et mères obligés en conscience d'y soumettre leurs enfans.

n'offrent

n'offrent qu'une masse de faits, tous sans la moindre exception, favorables à la vaccine. S'il m'est permis de joindre mon faible suffrage à celui des plus grands médecins de l'Europe, je dirai que sur cent soixante et quinze enfans que j'ai vaccinés à Avignon en 1809 et que j'ai revus plusieurs fois pendant le cours d'une épidémie de petite vérole aussi générale que meurtrière (puisque sur une population de 22000 ames 1200 enfans en ont été atteints et qu'il en est mort plus de 200), je n'ai vu aucun de mes vaccinés, vivans au milieu de la contagion varioleuse et ne prenant aucune précaution pour s'en garantir, avoir les moindres symptômes de petite vérole.

Deux enfans vaccinés par des chirurgiens d'Avignon, ont eu la petite vérole; mais les parents avaient été prévenus qu'ils n'avaient eu qu'une fausse vaccine. Un troisième ayant une vaccine très-bien caractérisée eut ensuite une petite vérole volante qu'on confondit avec la légitime. Ces deux circonstances, les seules qu'on puisse rapporter de ce genre, dans un pays où il y a plus de 1000 vaccinés, et où il a regné une épidémie de petite vérole, prouvent aux Avignonais combien la vaccine est avantageuse.

Croirait-on que ces deux dernières circonstances, toutes en faveur de l'inoculation moderne ont donné lieu à une foule de reproches injustes et à des bruits ridicules qui ont empêché la propagation de la vaccine dans un pays où, en une seule année, elle eut sauvé plus de 200 victimes.

CHAPITRE XI.

L'opération de la vaccine, toute simple qu'elle est, ne devrait être faite que par des personnes désignées par le gouvernement.

Projet de vaccination générale.

J'ai remarqué que rien n'était aussi nuisible à la vaccine, surtout dans les campagnes, que le zèle intéressé de quelques personnes qui font des piqûres, reçoivent un salaire, se retirent et ne revoient plus les enfans qu'ils ont vaccinés, dont plusieurs n'ont eu qu'une fausse vaccine ; les parens de ces derniers vivent cependant dans une parfaite sécurité, et si ensuite la petite vérole se déclare, ils deviennent les ennemis d'une opération vraiment préservative, si elle eut été faite avec plus de soin. Croirait-on que dans une partie de l'arrondissement d'Orange, un empirique voyageait avec une bouteille remplie, à ce qu'il disait, de ferment vaccin, fesait quelques piqûres qui ne produisaient qu'une irritation locale, recevait 30 sous, et subsistait grace à sa bouteille et à sa lancette.

Ce n'est point sans inconvéniens que cette opération, toute simple qu'elle est, deviendrait populaire, car on confondrait souvent la vraie et la fausse vaccine. Quelques personnes qui pratiquent cette inoculation attendent que la pustule soit bien gonflée, bien purulente pour y prendre du ferment; qu'on juge combien il doit résulter de fausses vaccines de ce procédé défectueux !

Peut-être serait-il à désirer que le gouvernement nomma, dans chaque canton, un médecin éclairé, qu'il le chargea de pratiquer cette opération, et de tenir un registre des noms, de l'âge, et du tempérament des vaccinés. Je souhaiterais encore, que si l'un de ceux portés sur le registre, et à qui on aurait délivré un certificat de vaccination, avait dans la suite la petite vérole, l'opérateur s'obligea de payer une légère rétribution, attendu que d'après l'état de nos connaissances, un enfant qui a eu la vaccine légitime ne peut contracter la variole, et que s'il en est atteint, c'est par la faute de l'inoculateur qui l'a laissé dans une sécurité parfaite tandis qu'il aurait dû ne point délivrer de certificat, ou ne le donner qu'après s'être convaincu du succès de l'opération.

Je suis tellement persuadé, d'après mon expérience, de l'efficacité de la vaccine, que je m'imposerais volontiers l'obligation de donner 100 francs à tous les enfans vaccinés et observés par moi (auxquels je délivrerais une attestation) s'ils avaient dans la suite la petite vérole ; il me semble que les personnes du peuple qui ne croient pas au préservatif devraient applaudir à une proposition qui serait je crois très-efficace pour extirper ce fléau. Quel est l'homme au niveau des connaissances actuelles qui, pour être utile à ses concitoyens n'adopterait pas le moyen que je propose ?

CHAPITRE DERNIER.

Conclusion de ce Mémoire.

Je termine ce rapport en observant qu'il m'était impossible de revoir tous les enfans que j'ai vaccinés ; j'en ai cependant revu le plus grand nombre, ces derniers ayant eu une vaccine bien caractérisée n'auront jamais la petite vérole : quand à ceux que je n'ai pu voir une seconde fois, il est possible que chez quelques uns la vaccine n'ait point parcouru ses périodes ordinaires, qu'elle se soit terminée en quatre ou cinq jours, et par conséquent qu'elle ait été insuffisante comme préservatif.

J'ai été une troisième fois dans les villages les plus considérables pour examiner nos vaccinés, dans les autres j'ai prié les médecins ou les chirurgiens du pays de suivre nos opérations. Je ne puis pas dire que la petite vérole ne reparaîtra plus dans l'arrondissement d'Orange à cause des nouveaux nés et de quelques enfans qui étaient malades à l'époque de nos tournées ; mais ce que je puis assurer, c'est qu'elle n'y régnera point épidémiquement et n'effrayera jamais des communes entières.

Une épidémie meurtrière se manifestait à Malaucène, la contagion gagnait dans quelques autres villages, et notamment à Camaret; partout nous avons porté des secours qui ont arrêté subitement les progrès du mal et qui ont, pour ainsi dire, étouffé le germe de la petite vérole. Nous avons eu le rare bonheur de ne jamais éprouver le moindre reproche, et d'avoir non-seulement généralisé, mais d'avoir fait adopter avec enthousiasme une inoculation dont le nombre des détracteurs semblait proportionné à celui de ses avantages.

Nous avons fait beaucoup de recherches relatives à la vaccination et à la manière de conserver le ferment, à ses caractères physiques, à sa nature, à son action sur divers tempéramens, et sur des individus atteints de différentes maladies chroniques, etc. etc. Si nous n'avons pas toujours publié des découvertes, nous avons du moins ajouté une page intéressante à l'histoire de la vaccine, et confirmé des vérités que des savans ont fait connaître avant nous.

Il serait facile aujourd'hui d'anéantir la petite vérole dans la sous-préfecture d'Orange en faisant vacciner les nouveaux-nés et le petit nombre de ceux qui étaient malades à l'époque de notre tournée. Si dans toutes les sous-préfectures de l'Empire on avait pris les mêmes mesures que dans celle-ci, et que partout il y eut eu environ un dixième de la population à inoculer, sur trente millions d'habitans on en eut vacciné trois millions, et sur ce nombre on eut arraché trois cent mille individus à la mort, et on en eut préservé trois cent mille autres des tristes accidens que la petite vérole traîne à sa suite.

M. le baron de STASSART peut se féliciter d'avoir sauvé en quelques mois cinq cents victimes, sans parler d'un nombre d'enfans plus grand encore qui ne court plus les risques d'être long-temps infirme et pour toujours mutilé ou défiguré. Le beau résultat pour un cœur sensible !

Quant à moi, je m'applaudis d'avoir secondé les vues bienfaisantes du gouvernement (4), d'avoir contribué par tous mes moyens à détruire un cruel fléau, de n'avoir jamais reçu aucun honoraire, et d'avoir abandonné mes propres affaires pendant plusieurs mois pour contribuer plus efficacement aux succès d'une opération aussi utile.

J. GUÉRIN.

Avignon, 20 *novembre* 1810.

NOTES.

(NOTE 1.)

Orange, le 12 mai 1809.

L'Auditeur du Conseil d'État, Membre de la Légion d'Honneur, Sous-Préfet de l'arrondissement d'Orange, à MM. les Maires du même arrondissement.

MESSIEURS,

Je vous prie de vouloir bien, avec le zèle et l'activité qui vous caractérisent, faire le dénombrement exact des individus qui n'ont point encore eu la petite vérole, et qui cependant n'ont été ni inoculés ni vaccinés. Je désirerais que cet état pût être dressé partout le 25 de ce mois, et qu'il me parvînt avant le premier juin ; il devra indiquer les noms, les prénoms, l'âge et le sexe de chaque individu ; et afin de le rendre complet et d'éviter toute erreur, je désirerais que vous prissiez la peine de visiter toutes les habitations qui composent vos communes respectives.

Recevez, Messieurs, l'assurance de la parfaite considération avec laquelle j'ai l'honneur de vous saluer.

G. DE STASSART.

(Note 2.)

Orange, le 28 juin 1809.

L'Evêque Étienne, *Curé d'Orange, Doyen de l'arrondissement, Vicaire-général du Diocèse d'Avignon, à Messieurs les Curés, Desservans et Vicaires de l'arrondissement.*

Je viens de recevoir, Monsieur, une lettre du révérendissime Evêque d'Avignon, qui m'annonce que M. notre Sous-Préfet ira, au mois de septembre prochain, parcourir son arrondissement pour faire vacciner gratuitement les enfans et tous ceux qui n'ont point eu la petite vérole.

Quoique le bien spirituel des peuples soit le principal objet de notre ministère, notre respectable Evêque désire que tout ce qui peut contribuer à leur bonheur temporel, tout ce qui est utile aux hommes ne nous soit jamais étranger. La découverte de la vaccine peut prévenir, et même faire cesser entièrement le terrible fléau de la petite vérole; et personne ne peut mieux que vous, concourir à cette heureuse et solide espérance. Qui de nous ne sacrifierait, je ne dis pas ses soins, mais même ses jours, pour procurer à son troupeau ce bienfait inapréciable.

Il est donc, monsieur, de mon devoir de rappeler à votre souvenir cette précieuse découverte. Il est également du vôtre d'employer l'arme puissante de votre influence, pour qu'au mois de septembre prochain, personne ne trouve aucun prétexte quelconque pour ne pas répondre aux vues bienfaisantes de M. le Sous-Préfet. Car, si un bon Pasteur doit être prêt à donner sa vie même pour ses brébis, combien ne serait-il point coupable de leur laisser ignorer le moyen le plus sûr de repousser un fléau qui décime l'espèce humaine, et cela par un procédé aussi doux qu'il est peu inquiétant ?

Ne disons pas, c'est là un objet de médecine, et non de notre ministère. Le Très-Haut qui a créé le médecin, nous ordonne dans le livre de l'Ecclésiastique, de l'honorer, et, par une suite nécessaire, de respecter les conseils qu'il nous donne et les remèdes qu'il nous indique contre nos maux. Si toutes les maladies viennent du péché, tout ce qui peut guérir ou écarter les maladies vient de Dieu.

Votre charité pastorale vous en dira encore plus sur cet objet; c'est elle qui dirigera les soins et les conseils dont vos paroissiens pourront avoir besoin.

Je saisis, Monsieur, cette occasion pour vous renouveller les assurances de la haute estime avec laquelle j'ai l'honneur de vous saluer.

† F. ETIENNE.

Extrait du n.° 54 du Journal d'Avignon.

M. le sous-Préfet d'Orange, jaloux de propager et de perfectionner toutes les institutions qui peuvent concourir au bonheur de ses administrés, vient, à l'exemple de M. le Préfet de Vaucluse, de fixer son attention sur la vaccine. Il se porte sur tous les points de son arrondissement pour recommander à tous les chefs de famille, cette méthode si salutaire et qui peut prévenir tant de maux. Ce digne administrateur qui acquiert chaque jour de nouveaux titres à la confiance et à la gratitude des Orangeois, a trouvé dans la personne de M. le docteur GUÉRIN, un excellent coopérateur dont les observations répétées sur un grand nombre d'individus serviront sans doute aux progrès de l'art, en simplifiant et en perfectionnant ses procédés.

Déjà sont inscrits 7719 sujets qui incessamment éprouveront le bienfait de la vaccine. En supposant que la petite vérole n'enlevât qu'un individu sur dix, ce qui est le *minimum* de la mortalité, cette opération, comme l'affirme M. GUÉRIN, soustrairait à la mort 771 victimes, sans parler de mille individus plus ou moins défigurés ou voués à des maladies alarmantes et souvent incurables.

Nous allons mettre sous les yeux du lecteur le nouvel écrit de M. GUÉRIN, dont le but est de disposer les esprits à reconnaître les avantages de la vaccine.

Réflexions sur la vaccine, par Monsieur le docteur GUÉRIN, secrétaire perpétuel de la société de médecine d'Avignon.

Des faits authentiques, des preuves irréfragables, des essais sans nombre, répétés avec la plus rigoureuse exactitude par les plus savans médecins de toutes les nations, en présence des hommes les plus respectables et les plus éclairés, peuvent-ils laisser le moindre doute au sujet de la vertu préservative de la vaccine à ceux qui connaissent toutes les épreuves, toutes les circonstances, et tous les résultats qui enrichissent l'histoire de la plus étonnante découverte dont l'art de guérir puissé se glorifier.

Il est cependant des hommes obscurs, qui, soit par prévention, soit qu'ils ignorent que les recherches les plus scrupuleuses déposent en faveur de la vaccine, soit qu'ils ne veuillent pas adopter un préservatif dont ils ne peuvent expliquer la manière d'agir, soit peut-être par des motifs moins excusables, s'opposent à sa propagation et attaquent avec acharnement des vérités incontestables, par des conjectures et des hypothèses.

Plus de cent cinquante enfans sont morts à Avignon, en 1808, pendant le cours d'une épidémie varioleuse dans l'espaces de cinq ou six mois, et cependant cette épidémie n'a été ni des plus générales ni des plus meurtrières : peut-on opposer de bonne foi à ce fait malheureusement incontestable des doutes mal fondés et des craintes chimériques ?

Avons-nous vu des enfans vaccinés, succomber pendant les différentes périodes de la vaccine, où à sa suite ? en est-il un seul qui ait eu la petite vérole ? Des expériences sans nombre n'ont-elles pas prouvé que le ferment vaccin était un véritable préservatif ? Par quel étrange aveuglement quelques personnes se refuseraient-elles à prévenir par une simple piqûre une maladie dangereuse ? Pourquoi ne voudraient-elles point entendre ce que la raison leur prescrit, ce que leur commandent l'humanité et la religion elle-même, car on immole en quelque sorte celui qui meurt d'une maladie qu'on aurait pu prévenir.

Non-seulement depuis 1798, époque où la découverte dont je parle a été répandue en Angleterre, aucun individu vacciné n'a eu la petite vérole, mais on voit dans plusieurs ouvrages publiés par les médecins anglais, que des individus qui ont eu la vaccine, l'un depuis 53 ans, l'autre depuis 27, un autre depuis 31, un quatrième depuis 25, se portent très-bien, et n'ont pu contracter la petite vérole quoiqu'ils aient été inoculés avec du ferment varioleux.

Je ne répéterai point ici ce qui a été dit dans une foule d'ouvrages publiés sur la vaccine, et notamment dans le rapport du comité central. Aujourd'hui les preuves se sont tellement accumulées, qu'il faudrait écrire plusieurs volumes pour les réunir. Il me suffira d'assurer, avec tous les savans de l'Europe, toutes les sociétés médicales et le comité de vaccine établi à Paris ;

1.° Que la vaccine est un préservatif certain de la petite vérole.

2.° Qu'elle ne défigure jamais.

3.° Qu'elle ne produit jamais la cécité.

4.° Que cette maladie est si bénigne, qu'elle ne dérange jamais plus d'un ou deux jours le malade de ses occupations habituelles, encore est-ce très-rarement.

5.° Qu'elle peut être appliquée à tous les individus sans inconvénient, aux jeunes enfans à l'époque même de la dentition, aux vieillards, aux femmes grosses et à ceux qui ont des humeurs de différente nature.

6.° Qu'elle ne laisse après elle aucun dépôt, aucune cicatrice, (excepté dans le lieu des piqûres) ni aucune maladie qu'on puisse raisonnablement lui attribuer.

Que l'on mette un instant ces précieux avantages en parallèle avec les dangers de la petite vérole, ses cicatrices, ses difformités, la perte de la vue qui en est quelquefois la suite, les maladies chroniques et aigües qu'elle entraîne, etc., etc., et l'on s'empressera de repousser, par le moyen de quelques légères piqûres, un des plus terribles fléaux qui affligent l'humanité.

En parlant de la vaccine, M. le rédacteur du journal d'Avignon, dit dans le n.° 56, au sujet de notre opération :

Tout réussit à merveille ; le chef de cette espèce d'Apostolat est parmi les officiers de santé, M. le docteur GUÉRIN, médecin de l'hôpital d'Avignon ; il a rédigé un petit catechisme qui porte la conviction, dans tous les esprits, parce qu'il y parle aux sens autant qu'à la raison. Non seulement le docteur GUÉRIN ne reçoit aucun honoraire ou traitement quelconque dans cette expédition éminemment phylantropique, mais encore il déclare que dans ses tournées il donnera gratuitement des consultations médicales, verbalement ou par écrit, aux indigens et aux personnes peu favorisées de la fortune.

Extrait du n.° 73 du même journal.

La petite vérole a exercé ses ravages dans quelques communes du département, où il y avait peu d'enfans vaccinés, nous nous applaudissons d'avoir préservé de ce fléau plus de cinq mille individus dans la sous-préfecture d'Orange : le mois de mai prochain il n'y aura que de nouveaux nés à vacciner dans cet arrondissement ainsi que dans Avignon, si mes concitoyens secondent les vues bienfaisantes de M. le préfet de Vaucluse qui se propose de rassembler tous les enfans dans son hôtel pour les y faire vacciner sous ses yeux.

(NOTE 3.)

Orange, le 17 septembre 1809.

L'Auditeur au Conseil d'État, Membre de la Légion d'honneur, Sous-Préfet de l'arrondissement d'Orange, à Messieurs les Maires du même arrondissement.

MESSIEURS,

Je vous ai souvent entretenu du désir que j'avais de faire participer mes administrés au bienfait de la vaccine. Je serais jaloux de pouvoir soustraire au fléau de la petite vérole tous ceux qui peuvent y être encore exposés.

Déjà, près de cinq cents enfans ont subi, à Orange, cette opération salutaire.

Je ne tarderai pas à me rendre dans chaque commune de mon arrondissement avec M. le docteur GUÉRIN, et nous vaccinerons gratuitement tous ceux qui se présenteront. Je compte beaucoup sur les secours de Messieurs les médecins et chirurgiens qui se trouvent sur les lieux; je compte sur leur influence, sur

celle

celle de Messieurs les curés et vicaires, sur la vôtre... Ne négligez aucun moyen de persuader les pères et mères de famille.

Je trouverai une jouissance bien vive, Messieurs, à vous devoir en grande partie, le succès d'une mission qui ne peut vous paraître indifférente, puisqu'elle intéresse le bien de l'humanité.

Je vous envoie des instructions sur la vaccine ; je vous prie de veiller à ce qu'il en soit fait publiquement lecture, dimanche, au sortir de la messe paroissiale.

Agréez, Messieurs, les nouvelles assurances de la parfaite considération avec laquelle j'ai l'honneur de vous saluer.

G. DE STASSART.

(NOTE 4.)

Lettre adressée par M. DELATTRE, Préfet de Vaucluse, à M. GUÉRIN, docteur en médecine.

Avignon, le 16 décembre 1809.

MONSIEUR,

Son Excellence, le Ministre de l'Intérieur, que j'avais informée de vos soins pour faire adopter la vaccination dans l'arrondissement d'Orange, et des succès que vous aviez obtenus, m'a chargé de vous témoigner toute la satisfaction que votre zèle éclairé lui inspire ; je le fais avec d'autant plus de plaisir et d'empressement, que c'est pour moi une occasion de vous renouveller l'assurance de la satisfaction particulière que j'ai eue à vous voir exercer un ministère aussi louable.

Son Excellence est persuadée, et j'ai aussi l'intime conviction que vous parviendrez à dissiper toutes les incertitudes, à vaincre tous les obstacles, et à mettre cette partie du département de Vaucluse à l'abri des épidémies varioleuses. Son Excellence désire que lorsque votre tournée sera terminée, je lui en adresse tous les détails; je vous invite à me les transmettre, et soyez bien persuadé de l'empressement que je mettrai à les lui faire parvenir.

J'ai l'honneur de vous saluer.

Le Préfet,

DELATTRE.

OMISSION.

En parlant des zélés propagateurs de la vaccine, nous ne devons pas passer sous silence le nom de M. de CHABRIÈRE, maire de Boullène, dont les invitations ont été si fructueuses pour la commune qu'il administre.

FIN.

TABLE DES CHAPITRES.

PREMIÈRE PARTIE.

SECONDE PARTIE.

NOTES.

Fautes essentielles à corriger.

Page 16, ligne 7, *avait*, lisez avaient.
Page 24, ligne 17, 2156, lisez 2166.
Page 36, ligne 12, 1810, lisez 1809.
Page 49, ligne avant-dernière, *ignorant*, lisez ignorans.
Page 51, dernière ligne, *sans*, lisez sous.
Page 54, ligne 10, *je m'en*, lisez, je ne m'en.
Page 67, ligne 18, *et cependant*, lisez est cependant.

www.ingramcontent.com/pod-product-compliance
Ingram Content Group UK Ltd.
Pitfield, Milton Keynes, MK11 3LW, UK
UKHW020203200726
13856UKWH00003B/1159